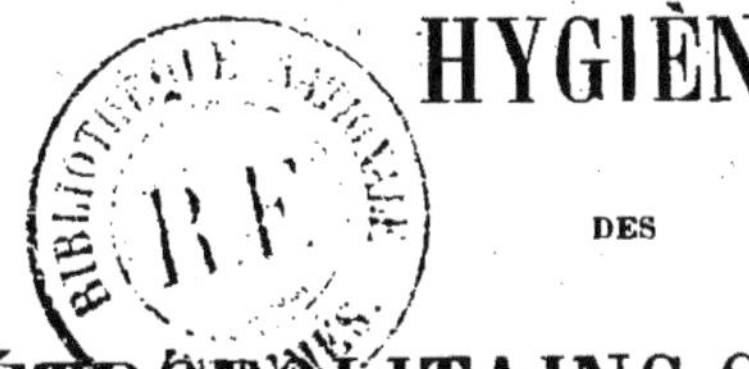

HYGIÈNE

DES

MÉTROPOLITAINS SOUTERRAINS

RAPPORT

PRÉSENTÉ AU IIme CONGRÈS INTERNATIONAL D'ASSAINISSEMENT ET DE SALUBRITÉ DE L'HABITATION

PAR LE

Docteur LUCIEN-GRAUX

Rédacteur en chef de la *Gazette des Eaux*.

Membre de la Commission permanente des Stations hydrominérales et climatiques de France.

Membre de la Société de Médecine de Paris.

PARIS

LIBRAIRIE MÉDICALE ET SCIENTIFIQUE

JULES ROUSSET

1, RUE CASIMIR DELAVIGNE, 1

1906

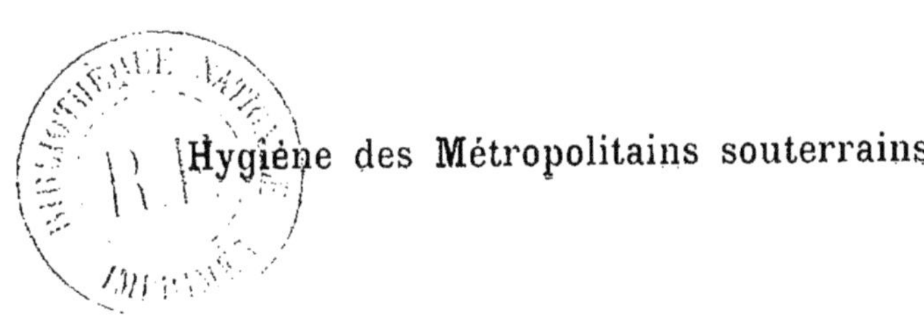

Hygiène des Métropolitains souterrains.

Les grandes cités ont pris au cours du siècle dernier un essor prodigieux : bourgeois, paysans et ouvriers ont abandonné, chaque année plus nombreux, les campagnes et les petites capitales de province, attirés par les Villes Tentaculaires où, semble-t-il, la vie est rendue plus aisée et plus agréable tant par le prix élevé des salaires que par l'abondance des plaisirs de toutes sortes qui s'y trouvent réunis.

Les rues et les boulevards des cités modernes sont parcourus par un peuple affairé, par des voitures innombrables. Des centaines de milliers de travailleurs descendent le matin des quartiers périphériques où les loyers sont moins élevés pour gagner leurs magasins, leurs usines, et rentrent le soir par longues théories à travers les rues encombrées.

Il suffit de voir une ville comme Londres dont la superficie dépasse 30.500 hectares et dont la population sera bientôt de cinq millions d'habitants pour comprendre la nécessité de moyens de transport importants et rapides.

Certes ceux-ci se sont bien transformés dans ces dernières années : des tramways à traction mécanique sillonnent aujourd'hui les villes avec une très grande vitesse, mais ils ne peuvent transporter que peu de monde à la fois : on dut construire dans les grandes cités de véritables chemins de fer : les métropolitains, mais, ceux-ci ne purent emprunter la voie publique ; ils furent aériens ou souterrains : nous ne nous occuperons que de ces derniers.

Le succès qui a accueilli leur création est la meilleure preuve du besoin véritable auquel ils répondaient. C'est ainsi qu'à Paris en 1905 la compagnie du chemin de fer métropolitain a transporté 178.784.767 voyageurs dont 17.634.000 de 1re classe et 161.150.000 de seconde et que le total général de voyageurs transportés atteignait le 1er janvier 1906 le chiffre de 582.959.108 personnes.

Ce trafic s'est encore accru cette année dans une notable proportion ; aussi le conseil municipal de Paris a-t-il décidé de créer de nouvelles lignes et de hâter la mise en exploitation de celles déjà concédées et en voie de construction.

L'hygiéniste doit s'occuper d'une entreprise aussi considérable, à laquelle tant de gens se trouvent intéressés et cela d'autant plus que si le public a, dès l'abord, hautement manifesté sa faveur pour un mode de locomotion aussi rapide et aussi peu coûteux, il n'a cessé de protester contre les incommodités du métropolitain : chaleur, odeur, encombrement et il a exigé l'application de mesures rigoureuses pour éviter le retour des catastrophes semblables à celle de la station des Courronnes qui jeta la consternation parmi la population parisienne.

Il semble en effet que l'hygiène n'est pas parfaite dans le métropolitain et que bien des réformes pourraient être tentées avec avantage. Nous n'aurons en vue dans ce rapport que le métropolitain de Paris le seul que nous connaissions personnellement, mais les critiques et les vœux que nous formulerons s'appliqueront à la plupart des chemins de fer souterrains qui existent dans le monde entier.

L'opinion de quiconque pénètre pour la première fois dans une des grandes stations de notre métropolitain n'est certes pas favorable à ce dernier et il ne faut pas moins que l'assurance de partir aussitôt sans une longue attente dans des bureaux d'omnibus et celle de la rapidité avec laquelle on peut aujourd'hui traverser Paris en tous sens pour retenir le voyageur et l'engager à user de ce mode de transport.

C'est bien le sentiment de chacun que M. Jolibois exprimait en termes particulièrement heureux à la tribune du Conseil municipal : « Le Métropolitain d'aujourd'hui, disait-il, est une cave mal aérée, rappelant parfois l'égoût collecteur. On est pris à la gorge, dès la descente de l'escalier, par une série d'odeurs innomables, d'émanations irrespirables, mélange de sueurs, de goudron, d'acide carbonique, de poussières métalliques, etc., le tout d'une tiédeur lourde analogue à celle des jours d'orage.

Et quand monté en voiture il a, par hasard, au milieu de l'encombrement général, pu trouver un siège, ce qui est bien rare, le voyageur est assourdi, ahuri, par le bruit infernal du convoi en marche, dû aux trépidations du train, au roulement, au ripage et choc des roues, décuplé par la sonorité du souterrain et par les carreaux qui tremblent dans leurs croisillons ; comme résultat, il est impossible de causer ou de faire entendre une parole.

Et il ne faut pas oublier les dangers courus dans cette cave. Sans parler des risques d'incendie, de panne ou de déraillement, qui — la preuve n'est plus à faire — ne sont pas chimériques, a-t-on réfléchi à ce que pouvait être l'hygiène du souterrain sillonné chaque jour par plus de 300,000 personnes dont beaucoup sont atteintes de maladies contagieuses, qui toussent, crachent, respirent à côté de vous, près de vous, sur vous, dans ce tunnel où l'aération est nulle, où l'assainissement par l'eau a été rendue impossible, où le nettoyage consiste purement et simplement à déplacer les poussières morbides en les poussant du quai sur la voie, alors que le train suivant rejette de nouveau sur le quai les microorganismes et les poussières calcaires et ferreuses ».

L'aération du métropolitain est des plus défectueuse. C'est elle qui tout d'abord doit retenir notre attention dans cette étude car elle a donné lieu à de nombreuses recherches et à des discussions intéressantes.

Que l'air soit ou non vicié, il est un fait indubitable, c'est que beaucoup de personnes se plaignent de mal respirer, d'étouffer et que certaines se trouvent mal, ont des nausées, parfois des syncopes. Il y a eu des cas de mort subite dans le métropolitain comme partout d'ailleurs ; néanmoins l'atmosphère confinée où se trouvent placés des gens âgés, parfois enclins à l'apoplexie, ou atteints d'affections cardiaques ou pulmonaires, n'est certainement pas sans présenter un certain danger. Il en est de même pour les femmes enceintes qui risquent en outre d'être bousculées ainsi que pour les enfants.

Est-ce à dire que l'air du métropolitain soit réellement nuisible ?

La proportion importante de l'acide carbonique attire dès l'abord notre attention.

Les chiffres les plus élevés trouvés par MM. Albert Lévy et Pécoul sont les suivants : (par 100 m³ d'air).

	Températ.	acide carb.
8 décembre 1903 2me cl. 65 voyageurs	21 ° 0	189 lit.
29 janvier 1903 2me cl. surchargée	20 ° 2	173 »
3 décembre 1903 2me cl. surchargée	19 ° 8	171 »

M. Gréhant aurait trouvé de son côté des chiffres beaucoup plus élevés : de 410 litres à 750 litres d'acide carbonique dans 100 m³ d'air. Mais MM. Albert Lévy et Pécoul qui ont fait ces dernières années un très grand nombre d'expériences n'ont jamais trouvé une proportion d'acide carbonique aussi importante dans leurs analyses.

Les travaux de Paul Bert ont établi que l'acide carbonique était dangereux pour le chien lorsque la proportion de CO_2 dans l'air ou l'oxygène atteignait 40 ou 45 %.

M. Gréhant a constaté dans des travaux récents que, lorsqu'un animal respire un mélange d'air et d'acide carbonique à 5 %, le centre des mouvements respiratoires est plus fortement excité et il s'établit une *lutte de l'organisme contre cet accroissement d'acide carbonique* dont l'heureux résultat est la constance de la composition du sang.

M. Gréhant n'a jamais trouvé jusqu'ici dans l'air du Métropolitain 1 % d'acide carbonique; par suite, quelle que soit l'affluence des voyageurs, il ne peut y avoir de variation sensible dans la composition des gaz du sang; si dans certains cas exceptionnels on constatait une accélération des mouvements respiratoires, c'est que la proportion de l'acide carbonique augmenterait entre 1 et 5 %.

Il est donc certain que la proportion d'acide carbonique n'est pas excessive dans l'air du métropolitain. D'ailleurs cette porportion est la même dans l'air des écoles communales de Paris et supérieure dans celui de la 8me chambre correctionnelle du Palais de justice.

	CO_2 dans 100 m³ d'air.
Air libre, Parc Montsouris	31,4 lit.
Egoûts de Paris	39,0 »
Conseil municipal (salle des séances).	85,0 »
Ecoles communales de Paris (moyenne)	150,0 »
Métropolitain (tunnel du 1er réseau maxim du 1er jan. 1904)	150,0 »
Palais de justice (8me chambre correctionnelle) . . .	221,0 »

Cependant il est certain que si l'air du métropolitain n'est pas dangereux à respirer, il est somme toute mauvais.

A quel moment en effet une atmosphère confinée commence-t-elle à devenir dangereuse ?

Une atmosphère confinée contenant plus de 100 litres d'acide carbonique pour 100 m.³ d'air, est suivant M. Armand Gautier, malsaine ou peu saine.

De plus l'air du métropolitain est chargé de tous les produits de la respiration, de la transpiration émanant des individus entassés dans les voitures, ainsi que des parfums artificiels parfois violents de certaines élégantes.

Le professeur Armand Gautier insiste sur ce fait que ce n'est peut-être pas la teneur absolue de l'air en acide carbonique qui peut-être sensiblement nuisible, mais qu'elle est le signe de la présence dans l'air des produits gazeux ou miasmatiques qui l'accompagnent, *produits autrement désagréables et dangereux* versés par la peau, la respiration, le tube digestif, le poumon, et d'autant plus nuisibles que la vapeur d'eau presque à saturation dans ces souterrains les condense immédiatement et les transporte sur tous les objets et, pour dire le mot, les porte de bouche en bouche.

Il est donc certain que si la proportion d'acide carbonique n'est pas assez élevée dans le métropolitain pour constituer à proprement parler un danger réel, l'air confiné qu'on respire dans les tunnels et dans les voitures est cependant malsain. Il serait désirable que des expériences fussent faites non pas avec de l'acide carbonique mélangé à de l'air pur ainsi que l'on procède d'habitude, mais avec l'air même des voitures surchargées. Nous ne doutons pas que cet air contient des produits nocifs, pour l'animal et pour l'homme.

Quoiqu'il en soit, il est intéressant d'examiner les résultats obtenus par MM. Albert-Lévy et Pécoul.

Nous donnons (page 6) leurs dernières analyses relatives aux tunnels. (4me trimestre 1905.)

Il y a une diminution considérable de la teneur en acide carbonique en août et septembre. La proportion d'acide carbonique est moitié de celle d'avril et de mai. En octobre les nombres augmentent et dépassent ceux obtenus au printemps. M. Albert Lévy ne sait à quoi attribuer cette diminution : Les portes d'entrée des stations ont été enlevées : cela a-t-il donné une ventilation meilleure ? ou est-ce la circulation qui est considérablement ralentie ?

* * *

Si la ventilation est insuffisante pendant le jour, elle est parfaite pendant la nuit.

Il y a en effet une notable diminution de l'acide carbonique et de la température à ce moment. Voici les chiffres obtenus (moyennes) :

acide carbonique		température	
1 h à 5 h du matin	4 h à 10 h du soir	nuit	jour
48 l	108 l	17,5 °	19,7 °

Le Conseil d'hygiène de la Seine s'est ému de la proportion élevée de l'acide carbonique du métropolitain et a prescrit d'établir des cheminées d'appel.

Deux de ces cheminées ont été faites, l'une rue Crozatier, l'autre place de la tour Saint-Jaques (ligne No. 1). Des baies d'aération ont été ouvertes place des Ternes, rue de Rome, boulevard de Belleville (ligne No. 2, nord).

L'effet de ces baies et de ces cheminées ne peut être qu'excellent si nous constatons les résultats qu'a fourni l'ouverture des deux nouvelles sorties de la station du Palais-Royal. Le tunnel compris entre le Palais-Royal et les Tuileries donnait en effet les chiffres suivants depuis le début des analyses (litres par 100^{m3} d'air) :

121, 113, 130, 118, 132

En juin 1905, la proportion d'acide carbonique n'est plus que de 77. L'influence des deux nouvelles sorties pratiquées à cette époque au Palais Royal n'est donc pas niable. L'amélioration se fait encore sentir dans la partie du tunnel comprise entre les Tuileries

LIGNE N° I (4e trimestre 1905).

Dates 1905.	Prélèvement.	Extérieur.		Intérieur des Tunnels.		Acide carbonique dans 100^{m3} d'air.		
		Température.	Tension de la vapeur d'eau.	Température.	Tension de la vapeur d'eau.	4e trim. 1905.	4e trim. 1904.	4e trim. 1903.
5 décembre	Maillot—Obligado	0°,9	4,2^{mm}	18°,0	6,7^{mm}	62^{l}	52^{l}	52^{l}
5 »	Obligado—Etoile	»	»	20,4	8,9	85	63	67
5 »	Etoile—Alma	»	»	19,8	10,1	118	114	105
7 »	Alma—Marbeuf	11,3	8,8	19,8	12,2	136	111	123
7 »	Marbeuf—Champs-Elysées	»	»	18,3	11,4	132	122	128
12 »	Champs-Elysées—Concorde	— 1,1	4,0	19,0	10,9	112	120	122
12 »	Concorde—Tuileries	»	»	18,5	10,3	129	115	116
12 »	Tuileries—Palais-Royal	»	»	19,3	10,5	135	132	113
19 »	Palais-Royal—Louvre	3,7	5,1	20,0	10,6	86	78	81
19 »	Louvre—Châtelet	»	»	19,7	10,3	87	80	76
19 »	Châtelet—Hôtel-de-Ville	»	»	17,5	8,2	72	67	109
19 »	Hôtel-de-Ville—Saint-Paul	»	»	18,7	8,8	64	»	60
22 »	Saint-Paul—Bastille	6,9	6,0	16,3	7,3	58	»	38
22 »	Bastille—Lyon	»	»	16,8	7,4	47	»	38
22 »	Lyon—Reuilly	»	»	18,3	8,4	54	67	52
27 »	Reuilly—Nation	6,4	5,5	18,3	8,7	84	83	68
27 »	Nation—Vincennes	»	»	18,0	8,3	63	78	53

et la Concorde puisque on obtient 81 alors qu'auparavant on avait observé les chiffres suivants : 120, 116, 137, 114, 115, mais elle est beaucoup moins accentuée dans les tunnels suivants.

*
* *

MM. Albert-Lévy et Pécoul n'ont pas trouvé trace d'ozone, ni d'oxyde de carbone, ni d'azote ammoniacal dans les tunnels.

Par contre les gares contiennent une proportion, faible il est vrai, d'azote ammoniacal, mais moins qu'à l'extérieur.

*
* *

La mauvaise ventilation du métropolitain est encore établie par la chaleur qui y règne.

Les températures prises aux deux points les plus bas du tunnel du métropolitain de Paris (Concorde et Tour Saint-Jacques) ont donné de janvier à mai 1901 les résultats suivants :

	Moyenne.	Minima.	Maxima.
Intérieur	13°,2	8°,0	16°,0
Extérieur	8°,9	--5°,0	17°,0

Les analyses de MM. Albert-Lévy et Pécoul ont établi, pour la période correspondante, une différence de quatre degrés entre les températures du tunnel et celles de la gare voisine. Cette différence est allée en augmentant progressivement par suite de la fermeture des portes donnant accès au métropolitain. C'est ainsi que le 4 novembre 1901 pour ne citer que cet exemple MM. Albert-Lévy et Pécoul trouvaient les chiffres suivants :

Intérieur (tunnel)	19°,0
Extérieur	10°.

*
* *

Le tableau que nous avons rapporté ci-dessus montre combien la tension de la vapeur d'eau est élevée dans l'air du métropolitain; elle augmente encore progressivement, depuis la Bastille jusqu'aux deux extrémités du réseau. Cette vapeur d'eau est due à la respiration des voyageurs.

*
* *

L'air du tunnel des métropolitains comprend un grand nombre de bactéries. Un renseignement précieux nous est fourni à ce sujet par les recherches pratiquées à New-York où 3000 analyses bactériologiques furent pratiquées. On trouverait 500 bactéries dans le métropolitain de New-York contre 1.157 bactéries dans la rue. Il faut filtrer 6500 mètres cubes d'air extérieur pour arriver au chiffre de bactéries, obtenu en filtrant 3200 mètres cubes du métropolitain.

Par contre à Londres on trouve 13 microbes dans le métropolitain contre 10 dans la rue.

* * *

La ventilation des voitures est très défectueuse. Un exemple des plus typiques nous est fourni par l'expérience suivante :

Le 6 février 1902 MM. Albert-Lévy et Pécoul sont montés à la Porte Maillot dans une voiture *non utilisée* depuis la veille; la porte et les fenêtres avaient été ouvertes au départ, la température extérieure était de 5°,2. La température était dans la voiture de 15°. Il y avait une proportion de 97 l d'acide carbonique *au départ !*

Ce fait à lui seul prouve avec quelle négligence est assurée l'aération des wagons !

Voici les constatations qui ont été faites relativement à l'air des voitures du métropolitain.

Ils ont constaté dans cette même voiture que nous venons de signaler les chiffres suivants aux divers points du trajet.

	Tempér.	Acide carbonique.
Porte Maillot	15°,0	97 l
Châtelet	16,2	150
Vincennes	16,0	107

Parmi les analyses faites dans les débuts relevons celles-ci :

	Acide carbonique. — Litres.	Azote ammoniacal. — Milligr.
2e classe (2 h. 20 m.)	168.0	255.0
2e classe (4 h. soir)	102.0	123.0
1re classe (4 h. soir)	108.0	129.0

Il est intéressant de constater que l'on trouve 154 l de CO^2 près du plafond des voitures et 165 l à $0^{m},70$ du plancher.

M. Clowes a trouvé dans les voitures du Central London les chiffres suivants :

Moyenne : 118^{l}.
Maximum : 147.
Minimum : 96.
Extérieur (rue) : 36^{l}.

La proportion d'acide carbonique est évaluée à 116^{l} par M. Scott Tebb dans l'intérieur des voitures du faubourg de Southwark.

Les nouveaux wagons mis en circulation sur la ligne n° 3 sont déjà bien mieux aérés. La partie médiane de la toiture de chaque voiture est surélevée et l'air peut entrer librement de chaque côté. Les voitures à plafond surélevé réalisent une amélioration incontestable comme le prouvent les expériences suivantes de M. Albert Lévy et Pécoul.

Voitures à ventilation latérale :

	Nombre de voyageurs.	Tempér.	Tension de la vapeur d'eau.	Acide carbonique dans 100^{m3} d'air.
1re Expérience	28	23°,5	15^{mm},9	106^{l}
2 —	44	24,3	18,0	132
3 —	38	23,0	12,5	115
4 —	39	22,7	14,9	128

Voitures à ventilation double : (latérale et au plafond)

	Nombre de voyageurs.	Tempér.	Tension de la vapeur d'eau.	Acide carbonique dans 100^{m3} d'air.
1re Expérience	39	24°,8	16^{mm},5	98^{l}
2 —	53	24,5	17,8	119
3 —	51	23,4	14,1	125
4 —	52	23,5	13,5	124

La proportion d'acide carbonique est donc beaucoup plus grande pour le même nombre de voyageurs dans des circonstances identiques dans les premières voitures.

L'amélioration réalisée avec les nouveaux wagons est donc incontestable. Elle n'est pas suffisante. La ventilation des voitures ne sera bonne que le jour où la Compagnie se décidera à réaliser cette triple réforme :

1. Ventilation des tunnels au moyen de cheminées, de baies d'aération et de ventilateurs électriques.
2. Etablissement de ventilateurs électriques dans chaque voiture.
3. Suppression de l'encombrement dans les voitures.

* * *

On connaît quelle est la disposition adoptée dans les gares du Métropolitain. Elles sont d'une longueur de 75 mètres, d'une largeur de 4^{m},10 et comprennent deux quais latéraux situés à 0^{m},85 au-dessus des rails.

Un premier escalier de 3 mètres à 3^{m},50 de large conduit dans une galerie où se trouve une marchande de journaux et le guichet où l'on distribue les tickets. On parvient, grâce à un second escalier large de 2^m,75, aux quais latéraux. Ces dispositions sont beaucoup plus complexes dans les stations de croisement telles que l'Etoile ou Villiers par exemple.

Ce qui frappe, dès l'entrée, c'est le luxe des barrières et des grilles destinées à parquer les voyageurs et à les diriger dans des directions déterminées. Il paraît qu'elles sont nécessaires pour éviter les bousculades. Celles-ci n'existent pas moins en réalité et nous ne croyons pas que ces barrières aient l'effet qu'on se propose. C'est ainsi que tout escalier est divisé en deux parties l'un des compartiments étant réservé à la sortie des voyageurs, l'autre à leur entrée. L'espace ainsi réservé étant des plus restreints, il se produit de véritables encombrements et les sorties sont beaucoup plus longues qu'il ne serait nécessaire. De plus chacun de ces compartiments se rétrécit à sa sortie et est fermé par une porte. Certes on nous dira que la porte donnant sur le quai et qui s'ouvre dans le sens même de celui-ci, peut même fermée à clé, s'ouvrir du côté de l'escalier en cas d'une poussée violente comme il s'en produirait lors d'un sinistre, mais cette précaution est insuffisante.

On ne devrait pas accumuler semble-t-il à plaisir les obstacles à la sortie des voyageurs. Dans les stations de croisement il serait absolument impossible à une foule prise de panique de se retrouver dans les barrières qui s'entrelacent de toutes parts. Il se produirait dans les stations de l'Etoile, de Villiers, de la place de la République, des écrasements épouvantables et il y aurait très probablement autant de morts à redouter par la faute des grillages homicides que par celle de la catastrophe proprement dite.

Parmi les injonctions qui furent notifiées à la compagnie à la suite de la catastrophe de la station des Couronnes se trouvait la suivante :

« Toutes les barrières fixes, dont l'utilité ne sera pas démontrée, seront enlevées. Subsisteront seules les barres qui coupent longitudinalement les escaliers pour faciliter la montée et la descente des voyageurs ».

Lorsque une exploitation prend l'importance de celle qu'a acquise celle de la compagnie du métropolitain, il n'est pas acceptable de vouloir canaliser les voyageurs dans les directions diverses au dépens de leur propre sécurité ?

Ce qu'il fallait faire, c'était d'édifier dans chaque gare entre les deux trains, un troisième quai ou quai central, destiné à la sortie des voyageurs, quai muni d'un escalier de sortie et d'une porte spéciale. On aurait ainsi évité les bousculades terribles qui se produisent lors de la descente des voyageurs. Qui n'a vu des femmes et même des hommes un peu âgés ne pouvoir descendre à l'Etoile soit sur la ligne n° 1 ou la ligne n° 2 nord ?

Un flot de voyageurs se précipite chacun sachant que seuls les premiers entrés dans les wagons pourront trouver des places assises.

Cette disposition devrait être adoptée dans les gares en construction à l'heure actuelle. Elle est la seule qui puisse faciliter la sortie des wagons et diminuer les bousculades, les heurts, sinon les coups qui arrêtent l'entrée ou la sortie des voitures et semblent de plus en plus empêcher les femmes, les enfants ou les gens un peu délicats de se servir de ce moyen de locomotion.

Sur les lignes actuellement exploitées, il est indispensable de créer un deuxième escalier pour la sortie soit au milieu du quai ainsi qu'il a été fait à la station du Palais-Royal soit à l'extrémité opposée à celle de l'entrée.

Les barrières actuelles n'ont été placées que pour éviter les frais de sortie nouvelles et d'employés supplémentaires. Elles retardent la sortie des voyageurs et favorisent l'encombrement. Les Parisiens ne les supportent qu'avec peine. Pour nous, nous les dénonçons à l'attention des hygiénistes. Certaines semblent avoir été placées pour favoriser l'écrasement des foules en cas de sinistre. Comment expliquer autrement la sortie de Denfert-Rochereau qui contourne le kiosque où l'on distribue les billets, les stations de la gare de Lyon et de la Place de la République où ces barrières se continuent en formant des angles droits. Et ces exemples pourraient être multipliés.

De quelle écrasante responsabilité ne craignent-ils donc pas de se charger, ceux qui n'ont pas hésité à rendre possibles des catastrophes nouvelles pour des raisons d'économie ?

* * *

L'éclairage est insuffisant dans le Métropolitain. Le voyageur qui arrive de la rue ensoleillée met un temps assez long à se reconnaître dans la cave sombre où il pénètre et où il ne distingue que des ombres pressées les unes contre les autres.

Ce défaut d'éclairage tient à trois causes : les lampes ne sont pas assez nombreuses, elles sont remplacées trop rarement, lorsque tout à fait usées elles n'éclairent plus du tout. Enfin si le constructeur a eu l'idée heureuse de revêtir les murs d'une robe blanche éclatante qui reflète d'une façon parfaite la lumière, l'administration avide a recouvert les murs d'affiches multicolores qui ont le double inconvénient d'absorber la lumière et de masquer à l'œil du voyageur le nom de la station qu'il découvre avec difficulté.

* * *

Des raisons de difficultés pratiques ont empêché la compagnie d'édifier des water-closets et même des urinoirs dans les gares. Toutefois des urinoirs pour les employés ont été construits dans les gares terminus. Il semble que des water-closets devraient être disposés dans toutes les gares importantes et dans toutes celles de croisement.

* * *

Il est incontestable qu'un très grand nombre de malades (tuberculeux ou atteints d'affections contagieuses) circulent chaque jour dans le Métropolitain. On n'a pas songé à mettre des crachoirs sur les quais et il n'est pas rare de voir cracher soit sur les quais même soit sur le ballast, ces deux pratiques étant également à déplorer. Nous demandons à la compagnie de placer sur chaque quai plusieurs crachoirs à hauteur d'homme contenant une solution antiseptique.

* * *

Le nettoyage des quais doit aussi retenir notre attention. Les employés répandent actuellement de l'eau au moyen d'arrosoirs spéciaux. Les saletés sont ensuite balayées, parfois jetées sur le ballast.

Il serait bon de répandre sur le sol après l'arrosage de la sciure de bois qui serait ensuite balayée puis incinérée.

Les murs devraient être, en principe, lavés avec un linge humide. En réalité ce nettoyage est fort mal fait comme il est aisé de le constater. En tous cas les affiches retiennent poussières et microbes. Parfois décollées, elles pendent lamentablement. La colle de pâte qui n'est pas ménagée se putréfie lentement et forme d'excellents milieux de culture. On voit donc combien le nettoyage des murs est défectueux et loin du lavage à grande eau qui serait à recommander.

* * *

Le public s'est plaint au début de l'exploitation du Métropolitain de l'odeur désagréable dégagée par les traverses qui étaient en hêtre créosoté. Cet inconvénient est disparu aujourd'hui, ces traverses étant en chêne plein cœur sans préparation.

* * *

La Préfecture de police ne fait pas respecter les règlements concernant le nombre maximum de voyageurs dans les voitures qui sont très fréquemment surchargées. On nous a affirmé que les agents avaient essayé à diverses reprises de dresser des contraventions ou même de tenter d'empêcher les personnes de monter dans des voitures déjà pleines. Il paraît que le public tient à partir et qu'il ne supporte que très difficilement qu'on ne le laisse pas monter lorsqu'il semble qu'il y ait encore quelque place. D'autre part la compagnie va mettre de nouveaux trains en circulation de sorte qu'un nombre de wagons encore plus considérable sera mis à la disposition du public.

Cette mesure est excellente mais ne nous satisfait pas complètement car un trafic encore plus grand est à prévoir dans un avenir prochain avec la mise en exploitation des lignes en construction.

Il est un fait certain c'est que les wagons renferment souvent un nombre de personnes supérieur au chiffre autorisé.

Entassés debout les uns contre les autres les voyageurs sont fort mal, ne pouvant pour la plupart se retenir aux courroies ou aux barres et réduits à se laisser jeter les uns sur les autres aux divers arrêts.

Certes cet encombrement est désagréable en lui-même et il est pénible de faire un trajet un peu long bousculé sans cesse ou, si l'on est assis, en reçevant à chaque instant le manteau ou les paquets d'une personne debout à vos côtés ! Evidemment cet encombrement favorise étrangement les manœuvres des picpockets ou les attouchements des frôleurs et des satyres. Mais l'hygiéniste regrette des faits plus graves. L'air qui dans les métropolitains n'est pas déjà excellent, devient tout à fait irrespirable, la chaleur est suffocante et il n'est pas rare de constater des nausées et des étourdissements parmi les voyageurs. Parfois des femmes se trouvent mal. Chez d'autres des congestions se déclarent. On a constaté plusieurs cas de mort dus à cette cause dans le métropolitain.

*
* *

Beaucoup de personnes crachent ou tout au moins toussent et éternuent dans le métropolitain, les maladies contagieuses s'y propagent aisément.

Les tuberculeux projettent autour d'eux dans leurs quintes de toux incessantes des gouttelettes liquides qui disséminent, on le sait, les bacilles de Koch. Les dangers de contagion diminueront en partie avec la cessation d'un encombrement aussi grand que celui d'aujourd'hui. Mais, ils seront toujours redoutables et l'on ne saurait trop attirer l'attention sur la nécessité d'un nettoyage fréquent et méticuleux des voitures, sur leur désinfection régulière et méthodique.

Or en est-il ainsi actuellement ? La désinfection n'est pas pratiquée, croyons-nous d'une façon habituelle.

Le nettoyage ne peut être complet avec un parquet composé de croisillons. On avait un moment parlé de substituer à ce parquet un parquet mobile, mais on y a renoncé.

L'emploi des appareils de nettoyage par le vide doit être préconisé.

Il serait à souhaiter qu'il fût organisé un garage spécial pour le nettoyage des voitures. Il est inadmissible en effet de laisser les employés balayer les poussières sur le ballast comme nous l'avons vu faire!

Les trains devraient être ramenés dans un garage situé à l'air libre au-dessus d'une fosse imperméable munie d'un égoût. Ainsi les poussières provenant des voitures seraient-elles emportées d'une façon définitive et les wagons seraient-ils aérés d'une façon effective.

* * *

Les voyageurs peuvent aussi se plaindre, à juste titre, du bruit assez violent que font les voitures en roulant sur les rails, bruit qui empêche toute conversation.

Ils éprouvent en outre une trépidation continuelle. Des arrêts brusques des trains jettent les voyageurs les uns sur les autres à chaque moment.

Enfin les employés ouvrent les portes avec brusquerie et celles-ci provoquent en glissant un bruit et une trépidation des plus désagréables. Il n'est pas jusqu'au siège, réservé avec raison d'ailleurs aux agents de la Compagnie, qui ne fasse, en se relevant automatiquement, un claquement des plus violents contre la paroi, rendant la banquette opposée inhabitable pour certains.

Nul doute que ces trépidations et ces bruits, ces heurts continus ne soient une cause d'énervement pour beaucoup et n'agissent à la longue sur le système nerveux.

* * *

On sait qu'il existe une grande hauteur entre le niveau du sol et le plancher des wagons. Les voyageurs qui doivent descendre d'un train, arrêté entre deux stations par un accident quelconque, se trouvent dans une situation fâcheuse.

Les nouveaux wagons contiennent une petite échelle qui permettra aux voyageurs de descendre. L'espace compris entre les wagons et la paroi du tunnel est de 70 centimètres d'après le cahier des charges.

On a proposé de mettre une banquette à cet endroit, au niveau du plancher des wagons. Nous croyons que cette disposition serait une faute car un trottoir de cette hauteur constituerait un danger pour le personnel qui circule constamment sur la voie. D'ailleurs en cas de panique les personnes qui essaieraient de regagner une station par ce chemin seraient certainement projetées sur la voie.

Ce qu'il faut faire c'est mettre du sable sur cette partie du ballast comprise entre les wagons et la paroi du tunnel de façon à rendre la marche plus aisée.

* * *

L'emploi du ballast était-il indiqué dans la construction du Métropolitain ? Nous ne saurions nous prononcer sur ce sujet au point de vue technique. Certes nous savons que l'absence de ballast donne moins de souplesse à la voie et augmente les trépidations et la résonnance des tunnels. Qu'il nous soit permis de citer ici l'opinion autorisée de M. Michel qui, dans la Revue générale des chemins de fer (avril 1899), énumère les avantages que retireraient les compagnies de chemins de fer en substituant, dans les tunnels, au mode de pose de la voie sur traverses, celui qui consiste à fixer les rails sur longrines, sans ballast.

Sans vouloir prendre parti sur cette question nous approuvons comme hygiéniste la critique formulée au Conseil municipal par M. Jolibois dans les termes suivants :

« On sait que la base du souterrain, est constituée par un radier en béton de 0 m. 50 c. de profondeur — quand il n'y a pas malfaçon — destiné à assurer une fondation solide à l'ouvrage maçonné, et une assiette à la voie, celle-ci devant, en raison de la fréquence des trains, présenter un profil en long et un profil en travers aussi parfaits que possible.

De même que, en rase campagne, l'on pose la voie sur le sol par l'intermédiaire d'un ballast qui fut d'abord du sable et est généralement à l'heure actuelle constitué par des pierres cassées, et sans tenir aucun compte des tramways urbains dont la voie est adéquate à la chaussée, de même on a construit la voie du Métropolitain sur ballast, sans aucun souci d'éviter ni les poussières calcaires ni les causes d'humidification sans paraître se douter que le ballast ainsi employé constituait un non-sens technique.

D'autre part, le premier soin d'un constructeur est d'assurer un écoulement rapide des eaux et pour cela de donner une forme convexe, en dos d'âne à la surface d'appui du ballast. Ici c'est tout le contraire. Le radier affecte une forme concave, celle d'une cuvette très prononcée, de sorte que toutes les eaux supérieures, après avoir traversé le ballast, y vont souillées s'accumuler au fond. Le premier résultat de cette méthode est d'avoir transformé le radier en un véritable égout, réceptacle de matières usées, d'ailleurs augmentées par les équipes de nuit, dangereux pour la santé publique ; le second c'est de provoquer la formation dans les parties basses de la voie de nappes aqueuses agissant sur les rails de prise de courant et amenant naturellement des phénomènes d'électrolyse.

Ainsi donc, autant l'on comprend dans la construction des voies ferrées en rase campagne l'emploi du ballast, autant il apparaît inutile, dangereux pour la superstructure du Métropolitain. Dans les chemins de fer, on se sert du ballast pour compléter l'œuvre du terrassement, pour donner autant que possible une assiette invariable à la voie et parer, dans une certaine mesure, aux mouvements naturels du terrain dus aux intempéries. Dans le Métropolitain, rien de pareil, le ballast ne repose pas sur des terrassements sujets à déformations, mais sur un radier bétonné fixe et rigide. Alors, à quoi bon surcharger d'un ballast inutile ce terrain excellent, non sujet aux pluies et aux intempéries ? Dira-t-on que la présence du ballast a pour effet de donner plus de souplesse et d'élasticité à la voie ? Cela peut s'admettre dans une certaine mesure ; mais il existe nombre de moyens plus économiques et plus pratiques de résoudre cette difficulté fort secondaire.

En tout cas, on fait jouer au ballast un rôle exactement contraire dans le souterrain à celui qui est le sien à ciel ouvert, ce matériau étant interposé tantôt comme corps souple, tantôt en raison de sa rigidité problématique.

Un autre inconvénient du ballast, c'est son peu d'adhérence au radier. Cet inconvénient a été si grand qu'il a fallu, dans les courbes à faible rayon, lier les traverses entre elles, ou le cas échéant les assujettir aux piédroits du souterrain.

D'autre part, comment n'a-t-on pas compris que la voie du Métropolitain devait être lisse en vue d'écouler rapidement dans des caniveaux appropriés les eaux de condensation, d'infiltration et de lavage ? L'asphaltage semble devoir constituer le revêtement désirable. »

*
* *

On peut affirmer que les *poussières qui pénètrent dans le Métropolitain n'en sortent plus.* Le ballast est le grand réceptacle qui les recueille.

Mais les poussières du dehors sont encore accrues par celles provenant de l'usure des rails, etc.

Ces poussières sont si importantes qu'elles ont atteint une *épaisseur de plusieurs millimètres* dans la partie du tunnel comprise entre le Palais-Royal et l'Etoile.

Ces poussières sont soulevées au passage des trains et sont respirées par les voyageurs et les employés. Perceptibles à la bouche, constatent MM. Albert Lévy et Pécoul, elles sont gênantes pour la respiration et possèdent une action irritante sur les yeux.

Des analyses chimiques faites sur les poussières provenant du Métropolitain de New-York ont établi qu'elles contenaient : Fer, 61,38 $^0/_0$; matières organiques animales et végétales, 21,94 $^0/_0$; silice et autres matières insolubles, 15,58 $^0/_0$; huile, 1,18 $^0/_0$.

Il y a 61,6 milligrammes de poussières dans 28,32 m^3 d'air. Le maximum fut de 204 milligrammes.

Il est probable que la composition chimique des poussières du

Métropolitain de Paris est analogue à celle-ci. Il serait intéressant de connaître les analyses bactériologiques de ces poussières.

Il y a quelques années M. le professeur Armand Gautier signalait le danger des fumées de Paris et montrait que les petites particules solides qui les composent forment autant de lames acérées qui pénètrent dans nos cellules pulmonaires. Ne peut-on pas accorder une action au moins aussi dangereuse à ces poussières de limailles que nous respirons dans les Métropolitains et qui viennent s'incruster dans notre parenchyme pulmonaire, lésant nos cellules comme autant de lancettes et venant y apporter les microbes et les matières organiques animales dont elles sont revêtues...

C'est avec raison que M. Ranson disait le 9 novembre 1903 au Conseil municipal : « Il faut pouvoir enlever de temps en temps, les poussières et les limailles qui, notamment aux abords des gares, recouvrent le ballast et les traverses, car ces poussières sont mises en suspension à chaque passage des trains et sont particulièrement désagréables. »

La Compagnie du Métropolitain a d'ailleurs nettoyé et brossé les parois de certains tunnels. Plusieurs ont été peints à la chaux. C'est là une initiative heureuse car les poussières ont aussitôt diminué dans une notable proportion. Il serait désirable que semblable opération fût souvent renouvelée. Mais c'est là une mesure palliative :

L'asphaltage du ballast permettrait seul un nettoyage facile et réel de la voie dont les poussières ne constitueraient plus comme aujourd'hui un danger véritable.

* * *

Si l'air du Métropolitain est somme toute peu sain pour ceux qui le respirent, si les poussières soulevées par les trains en marche sont dangereuses pour les poumons, il est certain que les employés qui passent une grande partie de la journée dans les gares ou dans les voitures doivent être les premiers à en subir les conséquences. Dès maintenant le nombre des employés est des plus importants puisqu'il atteignait le chiffre de 2.674 le 1er janvier 1906. Ce chiffre sera augmenté dans de notables proportions au fur et à mesure de la mise en exploitation des lignes en constructions ou concédées.

Il semble évident à priori que les employés qui passent leurs journées au fond de cette cave mal aérée, au milieu de l'atmosphère surchauffée des voitures, ou dans les courants d'air des escaliers ne doivent pas tarder à s'anémier et à devenir la proie de la tuberculose, cette maladie de l'obscurité, suivant l'expression de Juillerat.

Ne peut-on assimiler ces hommes à ces marins des navires de guerre qui deviennent tuberculeux parce qu'ils vivent sous les ponts, à l'abri de la lumière et du soleil, ainsi que le constatait à notre premier Congrès Henry Thierry ?

Récemment le Dr Devillier s'exprimait en ces termes :

« Les employés passent dans les voitures une grande partie de leur journée, et je crains fort que ce séjour n'entraîne à la longue un affaiblissement de l'organisme, une véritable anémie qui les prédisposera à la tuberculose. Ils se trouvent, en effet, dans les meilleures conditions pour contracter cette maladie, ils respirent du matin au soir un air vicié saturé à coup sûr de bacilles de Koch, contre lesquels leur organisme débilité finira à la longue par ne plus pouvoir réagir. Espérons que ces précisions pessimistes ne se réaliseront pas ! C'est d'ailleurs ce que l'avenir se chargera de nous apprendre. »

Il aurait été intéressant de connaître le nombre des cas de tuberculose constatés parmi le personnel du métropolitain. Mais la compagnie semble vouloir cacher jalousement les chiffres des malades et sans rien nous refuser ne nous a rien communiqué...

Les cas sont de prime abord peu nombreux. Ils seraient même inférieurs, nous a-t-on déclaré, à la moyenne de celle des grandes compagnies.

En réalité les doléances du personnel, les renseignements qui nous ont été fournis par certains, lors de notre enquête, nous permettent de croire que les employés atteints sont beaucoup plus nombreux qu'on ne veut bien le dire.

Mais dès qu'un homme maigrit et commence à tousser, dès qu'il paraît « suspect, » aussitôt on l'envoie pendant trois mois à la campagne. Cette pratique est d'ailleurs excellente et si l'homme est bien portant à son retour sa place lui est rendue. Constate-t-on une lésion, il est aussitôt « réformé » comme ne pouvant assurer le service. Ainsi une statistique habile revèlerait peu de chose et nous ne connaîtrons jamais le nombre de ceux qui, devenus tuberculeux dans le métropolitain, l'ont quitté de cette façon...

Mais le chiffre réel des tuberculeux serait-il des plus réduits qu'il serait encore trop élevé par ce fait que les employés, choisis généralement parmi d'anciens militaires ne sont acceptés qu'après deux examens médicaux successifs, très méticuleux.

Nous sommes donc en présence de jeunes gens de 25 à 35 ans dans la force de l'âge sans aucune tare physique et qui normalement ne devraient pas fournir un seul tuberculeux : on peut donc se demander si ceux d'entre eux qui ont contracté la tuberculose ne la doivent pas au métropolitain.

En dehors de la tuberculose, les employés sont victimes d'accidents du travail ou d'affections professionnelles. Il n'y a guère de particulier au métropolitain que certains cas d'hystérotraumatisme (amblyopies dûes à l'électricité).

*
* *

Les métropolitains souterrains rendent les plus grands services aux populations qu'ils desservent et nous ne saurions terminer ce rapport sans rendre hommage à ceux qui ont su les organiser.

Nous avons désiré appeler l'attention des pouvoirs publics sur certaines critiques que soulèvent les chemins de fer métropolitains au point de vue de l'hygiène.

Il nous semblerait utile de réaliser le plus rapidement possible les réformes que nous avons formulées au cours de ce rapport. C'est pourquoi nous avons l'honneur de demander au IIme Congrès d'assainissement et de salubrité de l'habitation de voter les vœux suivants.

Conclusions.

1° Il est indispensable d'assurer une ventilation permanente et énergique des tunnels dans les métropolitains souterrains.

2° Il est indispensable d'assurer une ventilation permanente et énergique des voitures des chemins de fer métropolitains.

3° Les règlements de police concernant le nombre maximum de voyageurs dans les voitures doivent être strictement appliqués.

4° Il est désirable que la sortie des voyageurs soit assurée par des quais et des escaliers indépendants de ceux par lesquels se fait l'entrée.

5° Toutes les barrières fixes disposées dans les stations, escaliers, quais, etc., doivent être rigoureusement prohibées.

6° Il serait bon que la voie du métropolitain fut rendue imperméable de façon à pouvoir être lavée périodiquement dans toute son étendue.

7° Les quais devraient être munis de crachoirs en nombre suffisant, établis conformément aux données de la science hygiénique.

Il est désirable de munir les stations importantes et celles de croisement de water-closets.

9° Tous les produits du balayage et du nettoyage du sol, des murs et des voitures devraient être recueillis dans des récipents spéciaux pour être ensuite incinérés.

10° Il serait bon de désinfecter chaque jour les voitures du métropolitain.

GENÈVE
IMPRIMERIE W. KUNDIG & FILS

www.ingramcontent.com/pod-product-compliance
Ingram Content Group UK Ltd.
Pitfield, Milton Keynes, MK11 3LW, UK
UKHW022209190726
13855UKWH00004B/1688